BUZZ

© Buzz Editora, 2017/ © Simone Paulino
© Herdeiros de Clarice Lispector

Foto: Clarice Lispector em 1961, Arquivo/ Agência *O Globo*

Publisher ANDERSON CAVALCANTE
Projeto gráfico ESTÚDIO GRIFO
Assistente de design STEPHANIE Y. SHU
Revisão LUCIANA ARAUJO

Dados Internacionais de Catalogação na Publicação (CIP)
(Câmara Brasileira do Livro, SP, Brasil)

Paulino, Simone
    Como Clarice Lispector pode mudar sua vida /
    Simone Paulino
    1ª ed. São Paulo: Buzz Editora, 2017.
    120 pp.

ISBN: 978-85-93156-08-3

1. Desenvolvimento humano 2. Escritoras brasileiras –
Biografia 3. Lispector, Clarice, 1925-1977 – Crítica e
interpretação 4. Literatura Brasileira 5. Personalismo 6. Pessoa
(Filosofia) I. Título.

17-02155   CDD-128

Índices para catálogo sistemático:
1. Desenvolvimento humano: Existência: Filosofia 128

Buzz Editora
Av. Paulista, 726 – mezanino
CEP: 01310-100 São Paulo, SP

[55 11] 4171 2317
[55 11] 4171 2318
contato@buzzeditora.com.br
www.buzzeditora.com.br

COMO
Clarice Lispector
PODE MUDAR SUA VIDA

SIMONE PAULINO

7 INTRODUÇÃO A literatura que ajuda a viver

17 Como deixar a vida ser o que ela é
27 Como ser feliz
33 Como estar no mundo
41 Como ter compaixão
49 Como seguir a si mesmo
57 Como aproveitar o instante
65 Como transcender a realidade
73 Como cultivar o delicado essencial
81 Como aprender a amar
89 Como superar o medo
97 Como chegar a Deus
105 Como aceitar a morte
111 Como matar baratas

117 Fim

INTRODUÇÃO

A literatura que ajuda a viver

O filósofo Baruch Spinoza disse certa vez que todas as coisas querem persistir no seu Ser. "A pedra quer ser sempre pedra." Hoje eu sei que os livros são o meu Ser. E quero persistir nesse Ser até meu último suspiro.

Este destino me emociona mesmo quando reflito sozinha e chego à conclusão de que os livros são minha missão na vida. Gosto de imaginar que ainda criança fui pré-destinada a viver de e para os livros.

Minha convicção vem do fato de que eu os amo desde que me conheço por gente, e eles souberam retribuir esse amor, lavando minhas dores, torcendo meus medos e enxugando minhas tristezas, o que me faz acreditar que eles podem fazer o mesmo por outras pessoas também.

Ao longo de uma vida inteira de leituras percebi que, entre as maiores virtudes da literatura, está que ela é capaz de nos distrair de nós mesmos, e isso ajuda muito a aliviar a dor de existir, sobretudo num mundo tantas vezes cruel e injusto como o nosso.

Quando eu tinha apenas cinco anos, menina-rascunho desta mulher que hoje escreve, perdi meu pai, assassinado brutalmente quando voltava do trabalho. Com a morte dele, muito da minha confiança e da minha fé na vida e no ser humano foi abalada, ainda que na época isso não estivesse assim articulado no meu pensamento.

Mas a confiança, tanto quanto a fé na vida e no ser humano, me foi devolvida dia a dia depois que aprendi a ler, coisa, aliás, que meu pai em seus cinquenta anos nunca aprendeu.

Meu pai não sabia ler e, cada vez que me lembro disso, sinto uma tristeza imensa por imaginar que ele morreu sem nunca ter lido uma história na vida, e que eu jamais terei a chance de presenteá-lo com um livro escrito por mim.

Eu, que não consigo conceber minha existência sem os livros, tenho uma dificuldade imensa de imaginar o quanto deve ser penoso não ser capaz de penetrar nos mistérios da escrita. Sei que milhões de pessoas no mundo todo não sabem ler, o que, em princípio, não confere distinção alguma à história do meu pai, a não ser pelo fato de ele ser o meu pai.

Certa vez, muito pequeno ainda, meu filho Gabriel me perguntou o que era um analfabeto. Expliquei para ele que era uma pessoa que não sabia ler nem escrever. Com a sensibilidade que já lhe era tão comum, ele me perguntou: "Por que não quis, mãe?" Tive que parar um pouco antes de responder, porque um nó se fez na minha garganta: "Não, filho, porque não pôde".

Ali acho que percebi a sutil e cruel diferença que existe entre dizer "analfabeto" e dizer "não alfabetizado". Quando dizemos: "ele é analfabeto", em algum recanto dessa frase reverbera o sentido de que é "porque não quis". Mas se dizemos "não alfabetizado", o sentido que ouvimos sussurrar atrás dessa expressão é outro, o de que aquele alguém, que estava sob proteção e orientação de um outro, não recebeu o que lhe era de direito.

Alguém já disse que a palavra é a pá que lavra o destino de cada um. E o que é um destino sem palavras? Um chão estéril, no qual quase nada brota.

Dizer "ele não é alfabetizado" dá a impressão de algo que não é definitivo e imutável – como é a morte – porque o tempo encoberto por essa expressão é o tempo de um presente que continua, e não o de um pretérito ironicamente perfeito.

Infelizmente, no meu caso, não posso alfabetizar meu pai. Pegar sua mão calejada e grande e conduzi-lo durante suas primeiras garatujas. Também não posso sentar meu pai no meu colo e lhe contar algumas histórias, tendo o cuidado de deslizar o dedo sobre as palavras enquanto as pronuncio, para despertar nele a sensação mágica da correspondência entre sons e letras. Não posso lavrar o destino do meu pai com palavras escritas.

Mas posso contar a outras pessoas como, ao longo dos anos, a literatura me permitiu reinventar minha história, apaziguar minha terrível sensação de abandono e criar um jeito novo de existir, em meio à carência infinita que me habitava.

Bem lá no início, foi como se um anjo da guarda tivesse se transmutado nas páginas da minha cartilha *Caminho suave*, adquirida no primeiro ano do antigo primário, só para me dizer: "Acredite, filha, a vida é muito mais do que a morte", mensagem que parecia ressoar mais alta, ao bater de asas do anjo, que provocava um vento bom e perfumado quando eu virava as páginas da cartilha.

O próprio nome do meu primeiro livro já anunciava meu destino. "Quer dizer então que...?" "Sim", alguém respondia. *Caminho suave*. Aquele era o ponto de partida de uma existência de alegrias e conquistas como eu jamais ousaria imaginar naqueles meus primeiros e difíceis anos de vida.

Ficar sem o pai ainda na infância, dizem alguns, é uma das maiores perdas que uma criança pode ter. Aprender a ler, alegam outros, é das mais importantes aquisições para um ser humano.

De modo que nessa aritmética um tanto incompreensível, a vida me ensinou que os livros podem nos servir de amparo nas horas mais tristes, assim como têm o poder de nos abrir uma janela para outros mundos, quando tudo à nossa volta parece ruir.

É um pouco dessa história que eu gostaria de compartilhar com você, leitor, essa história de como a literatura pode curar nossa alma, apesar das guerras, apesar dos golpes, apesar das injustiças, apesar da morte. E de como a literatura de Clarice Lispector, em especial, pode nos ajudar a viver.

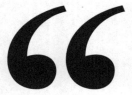

A literatura de Clarice Lispector pode ser cortada à vontade, em pedacinhos, porque muito mais que o todo importa o detalhe.

DINAH SILVEIRA DE QUEIROZ

“

se tu puderes saber através de mim... então aprende de mim, que tive que ficar toda exposta

”

A paixão segundo G.H.

COMO DEIXAR A VIDA SER O QUE ELA É

“

Tudo no mundo começou com um sim. Uma molécula disse sim a outra molécula e nasceu a vida.

”

A hora da estrela

AO LONGO DA EXISTÊNCIA, ESSA ESTRADA QUE LEVA A UM destino imprevisível, nossos caminhos às vezes se bifurcam e temos, a todo momento, que fazer escolhas. Dizer sim ou dizer não para o que a vida nos oferece e, em tempo, fazer a opção certa.

Minha história com Clarice começou com um não.

Como a maioria dos leitores brasileiros da minha geração, conheci Clarice Lispector na época do vestibular. Ela estava lá, em alguma lista obscura, entre os autores de leitura obrigatória. Sua *A hora da estrela* tinha que ser lida porque talvez representasse um ou dois pontos na nota, quem sabe o último empurrãozinho que definiria entrar ou não entrar na faculdade de letras.

É engraçado como às vezes nossos passos iniciais, mesmo que a vida dê muitas voltas, determinam o destino a que chegaremos no fim. Fazer faculdade de letras foi a única possibilidade que me ocorreu naquela época em que nossas escolhas são feitas no escuro. Sempre achei meio absurdo esperar que uma adolescente de dezessete anos saiba o que quer ser na vida. Hoje penso que talvez saibamos, desde sempre, mesmo sem saber que sabemos.

Eu, àquela altura, pensei em ser professora, de português, a mais ambiciosa profissão com a qual uma menina pobre da periferia de São Paulo podia sonhar no final da década de 80.

Mas voltando a Clarice... Não. Eu não fiquei arrebatada por Clarice a primeira vez que li *A hora da estrela*, que peguei de empréstimo na precária biblioteca da escola estadual em que eu estudava no Ensino Médio. E não. Não entendi a grandeza da personagem Macabéa, uma nordestina de nome estranho e que mal corpo tinha, tamanha era a sua insignificância.

Nada em mim anunciava a possibilidade de um dia desejar captar a estranha potência da escrita de Clarice e nela encontrar uma razão a mais para querer viver. Era como se a minha alma não tivesse sido preparada para receber o germe daquela escrita. Aparentemente, ela passaria pela minha vida de adolescente quase despercebida e sem deixar vestígios. Como um arado que muito superficialmente revolvesse uma terra árida.

Mas como a vida dá muitas voltas, nas voltas que a vida deu meus horizontes se ampliaram e eu acabei me tornando jornalista em vez de professora, e para uma jornalista Clarice também é fundamental. Seja por ser um ícone da cultura brasileira, seja por ter sido também jornalista. O fato é que, movida pela profissão, voltei a Clarice algumas vezes, por caminhos e livros diversos, tentando apreender a grandeza de que tanto se falava na autora.

De modo que já mais adulta passei a ler Clarice Lispector com dedicação e empenho. Eu queria, como muitos, entender Clarice, e o caminho natural, me parecia, era ler e reler atentamente seus livros. Ela própria se dizia uma escritora que ganhava na releitura, isto é, que se lhe damos uma segunda chance, se a lermos de novo com mais calma, vamos, aos poucos, entrando em seu mundo. Foi o que aconteceu comigo dia após dia, livro após livro.

Mas o que Clarice não revelou é que, uma vez fisgados, não temos saída. Nos tornamos adoradores fervorosos da sua força criadora. Sucumbimos à poesia redentora daquilo que ela escreve, porque ler Clarice Lispector é sentir a vida pulsando, latejando sonora por todos os poros, é despertar do automatismo cotidiano e descobrir, com espanto, nossa vida interior.

De tal modo que mais tarde ainda, ao decidir fazer mestrado em literatura (retornando ao ponto inicial da faculdade de letras abandonada), eu já era o que nas universidades costuma-se chamar de "uma clariceana". Eu amava Clarice profundamente, assistia a todas as aulas dos principais críticos da obra dela e meu primeiro e natural impulso foi pesquisar e analisar os livros de Clarice na academia.

No entanto, ao comentar sobre este desejo com um amigo da universidade, um mais experiente que eu, ele me disse: "Não, Clarice, não! Esta mulher é muito difícil e todo mundo quer estudar Clarice. Escolha outro autor, mais contemporâneo, deve ter alguém de que você goste também".

Foi assim que, uma vez mais, eu disse não a Clarice. Segui o conselho do meu amigo. Desisti dela e fui estudar outro autor. Mas Clarice permaneceu em mim como uma espécie de falta, um vazio que ao longo dos anos só fez aumentar. E como tudo o que permanece latejando em nós é justamente aquilo que não temos, continuei a ler Clarice por conta própria e com uma paixão ainda mais intensa.

No começo não conseguia ler alguns textos inteiros, ia, aos poucos, apalpando o escuro daquela estranha potência. Depois, tudo ficou diferente. Às vezes, totalmente fascinada, fazia mergulhos longos, lia ou relia um livro do começo ao fim numa manhã de sábado, sem intervalos para respirar o ar saturado da realidade que me cercava.

Como eu consegui passar de um estágio para o outro? Como em quase tudo que a gente aprende na vida. Deixei a leitura seguir seu fluxo. Desisti de querer entender Clarice, ou estudá-la teoricamente, e passei apenas a sentir Clarice, a me deixar levar por suas palavras como um barco de papel posto na correnteza de um meio-fio.

Quando passei a ler apenas com a emoção, Clarice entrou e se instalou de forma definitiva na minha vida. Até se tornar quase tão indispensável para mim quanto meu pão de cada dia. Aos poucos, ela se transformou num apoio indispensável para os meus momentos de dor. Uma espécie de oráculo para as minhas dúvidas existenciais. Sempre a palavra justa a conferir sentido ao que me acontecia. Mesmo que a palavra justa estivesse às vezes encoberta no meio de uma escrita muito mais vertiginosa do que meu pensamento era capaz de alcançar.

Assim foi, até que, um belo dia, li a frase definitiva: "Eu escrevo como se pudesse salvar a vida de alguém", disse Clarice em um de seus momentos de maior lucidez, sem saber que este "alguém" podia ser eu. Eu que ao longo dos anos fui sendo salva a cada palavra dela.

Foi então que eu tive pela primeira vez a ideia de escrever este livro, um livro que motivasse outras pessoas a entrar no mundo de Clarice Lispector e a perceber o quanto suas palavras podem ser redentoras.

Neste meio-tempo, Clarice se tornou uma estrela nas redes sociais. Diariamente alguém cita uma frase dela na internet. Seu nome vez ou outra é evocado também nas novelas televisivas. Mesmo que às vezes distorcidas e descontextualizadas, suas palavras parecem cada dia mais falar ao coração dos leitores brasileiros.

Recentemente, Clarice foi descoberta também em outras partes do mundo. Nos Estados Unidos, nos Países Baixos e na Grécia, chegando a figurar em listas de mais vendidos.

Este ano, completam-se quarenta anos de sua "morte". Mas Clarice está mais viva do que nunca.

O grande público, o leitor não especializado, está descobrindo Clarice e é com este leitor que desejo falar aqui.

Não quero obviamente oferecer um manual de como ler Clarice, porque os livros dela são matéria viva e pulsante que não admitem prescrições de nenhum tipo. Mas quero compartilhar com os leitores as transformações que determinadas palavras de Clarice Lispector operaram na minha vida pessoal e no meu pensamento. Quem sabe, a partir destes breves fragmentos, os leitores se identifiquem, se sintam tocados, e possam mais cedo do que eu dizer sem medo um grande SIM a Clarice.

Só muito recentemente, lendo a biografia dela escrita por Benjamin Moser, descobri que o verdadeiro nome de Clarice era Chaya, que no hebraico significa Vida. Pois que você, leitor, não se deixe intimidar quando lhe disserem que Clarice é difícil, incompreensível ou coisa parecida. Que você, leitor, tenha a coragem de mergulhar em Clarice como quem mergulha na Vida, simplesmente permitindo que ela seja o que ela é.

COMO SER FELIZ

"

Ser feliz é para conseguir o quê?

"

Perto do coração selvagem

APRENDER A SER FELIZ COM CLARICE LISPECTOR. À PRIMEIRA vista, esta ideia pode soar absurda, sobretudo para quem conhece o lado trágico da vida dela e sabe o quanto sua obra é capaz de nos deixar perplexos diante do mundo. Acontece que o "ser feliz" que é possível aprender quando lemos Clarice em nada se compara à felicidade fácil que nos prometem em comerciais de margarina.

Com Clarice aprendi a sentir e a reconhecer o que ela belamente chamou de "felicidade clandestina", aquela experimentada por quem não apenas suporta a dor como parte da vida, mas também é capaz de encontrar no entorno dela alguma margem para a alegria. Uma felicidade quase sempre pequena, conseguida e fugidia, mas que não deve nunca ser desprezada, porque pode ser a única que nos será dada nesta vida.

"O que é que se consegue quando se fica feliz?" pergunta a menina Joana à sua professora, em *Perto do coração selvagem*, o primeiro livro de Clarice. Sem que a professora consiga articular uma resposta, a menina insiste: "Ser feliz é para conseguir o quê?", reitera, tateando o limite entre a adivinha infantil e o enigma existencial.

Como Joana em menina, estamos sempre em busca de uma resposta para essa questão tantas vezes irrespondível. Quando não, nos debatemos em busca dessa tal felicidade e, no entanto, não é raro simplesmente não reconhecê-la quando com ela nos deparamos.

Ouvi muitas vezes na vida que nós temos o hábito de colocar a felicidade onde não podemos alcançá-la. De modo que para mim, durante muito tempo, a representação simbólica da felicidade era algo como uma escada infinita em direção a lugar nenhum, na qual eu, quanto mais avançava, mais me distanciava do imaginário ponto de chegada. A felicidade como última utopia. Daí talvez o fato de a fala de Joana ter feito tanto sentido para mim:

"Depois que se é feliz, o que acontece? O que vem depois?", continua perguntando a menina Joana e continuamos perguntando nós.

Nos contos de fadas, depois do "foram felizes para sempre", o que vem é o FIM. Será assim com a felicidade? Depois dela, o fim? E por isso, justamente por isso, temos a tendência de colocá-la fora do nosso alcance?

Clarice nunca escreveu conto de fadas. Nenhuma de suas obras termina com um "felizes para sempre". Para Clarice, a chave do ser feliz talvez estivesse justamente na capacidade de não pensar no antes nem no depois. Simplesmente, ser feliz hoje, agora, neste exato instante. Afinal, que importa o futuro ou o pretérito?

Se entendermos isso, enquanto é presente, talvez seja possível ser feliz com mais frequência e não será mais tão raro ouvir alguém dizer: "A gente era feliz e sabia". Porque quem consegue ser feliz agora, por pouco que seja, pode guardar a memória da felicidade e segurar-se nela em dias de vendaval.

COMO ESTAR NO MUNDO

> **"**
>
> Se o brilho das estrelas dói em mim, se é possível essa comunicação distante, é que alguma coisa quase semelhante a uma estrela tremula dentro de mim.
>
> **"**

Perto do coração selvagem

A COMUNHÃO COM A NATUREZA HUMANA, NAQUILO QUE ELA tem de luminoso e obscuro, está no centro da escrita de Clarice. Ao ler seus livros, abre-se para nós uma porta secreta para uma interioridade que nem sequer suspeitávamos ter. E então, ao penetrarmos nessas zonas desconhecidas de nós mesmos, vemos se descortinar em aspectos de nossa personalidade que nos eram estranhos e, não raro, nos assustamos com esse "nós mesmos" recém-descoberto.

De modo que vamos nos tornando mais humanos à medida que nos enredamos em suas palavras e conhecemos seus personagens. Sim, porque a literatura de Clarice Lispector tem esta capacidade de nos revelar a face oculta da realidade e nos fazer ver além da superfície, enxergar o avesso das coisas.

Muitas vezes, a sensação que eu tinha ao ler um livro dela era semelhante à de sua personagem Joana: como se de repente alguém tivesse "dado corda no mundo" e as coisas recomeçassem a funcionar, verdadeiramente, num ritmo outro, mais denso e cheio de sentido.

Entrar em comunhão com o universo de Clarice é de certa formar ultrapassar a superfície gasta das coisas e dos acontecimentos, para chegar mais "perto do coração selvagem da vida", daquela zona que transcende o que vemos a olho nu. E quando isso se dá em nós, pelo menos por breves momentos, somos capazes de alcançar "essa comunicação distante" com o universal a que ela se refere, sentir o brilho das estrelas tremulando dentro de nós.

Quando a lemos, nos surpreendemos inquietos, despertos para os mistérios da existência. Nos tornamos mais vivos. Há em Clarice um evidente olhar filosófico sobre o mundo. Uma busca incessante pelo essencial. E nós, com ela, aprendemos a olhar o simples com espanto, o familiar como estranho, e desta forma nos tornamos capazes de recriar o mundo que nos cerca. Tudo porque Clarice causa em nós o que ela mesma chamou de "espanto inexplicado".

A questão é que geralmente temos medo desta sensação porque olhar para dentro de nós mesmos mobiliza a alma e estamos desacostumados a tais esforços. Nós, enferrujados que fomos pelas incessantes demandas externas, despedaçados na corrida maluca que virou a vida, não sabemos mais como ser qualquer coisa por inteiro. Não conseguimos mais chegar ao fundo de quase nada. Tudo é superfície.

Quando eu era criança, tinha uma imensa fascinação por poços artesianos. Hoje em dia nem sei se ainda existem, mas à época, cada quintal de periferia tinha o seu. E que sensação indizível aquela de olhar o buraco profundo e ver, no fim dele, reluzir a água viva, límpida e pura. E, espanto maior, às vezes conseguir vislumbrar minha própria silhueta na superfície móvel da água.

Mas olhar a fundura do poço às vezes provocava uma forte vertigem. Mistura de medo e desejo de cair dentro dele. É algo assim que sentimos ao ler Clarice Lispector: um misto de fascínio e medo de cair para dentro dela ou para dentro de nós mesmos.

Certa vez, eu assistia a um vídeo em que a cantora Maria Bethânia lia o famoso e enigmático conto "O ovo e a galinha". Meu marido, sentado ao meu lado no sofá, acompanhou por alguns instantes, mas passado algum tempo, muito pouco tempo, levantou-se perguntando: "Você não tem medo de ficar louca ouvindo isso?". Legítima apreensão! A literatura de Clarice desconcerta o mundo à nossa volta, revira tudo de cabeça para baixo, expõe entranhas. De certa forma, enlouquece-nos.

Às vezes penso que se tudo o que existe no mundo recebesse uma espécie de camada de Clarice, como um verniz passado sobre uma madeira ressequida, o mundo resplandeceria a tal ponto que ver se tornaria insuportável. Algo como o que nos acontece quando tentamos sustentar o olhar diretamente fixado na luz do sol. A intensidade da luz de Clarice nos cegaria, como no antigo mito da caverna.

Por isso, um modo possível que encontrei de ler Clarice foi o de sucessivas aproximações e recuos, um exercício como o de quem aprende a mergulhar e vai gradativamente aumentando o tempo que consegue se manter embaixo da água, até se sentir confortável no contato íntimo com ela, até se tornar parte dela.

COMO TER COMPAIXÃO

"

até no capim vagabundo há desejo de sol.

"

A hora da estrela

NENHUM LIVRO DE CLARICE NOS ENSINA TANTO SOBRE compaixão quanto *A hora da estrela*. Quem tiver olhos para ver verá em Macabéa a síntese dos "humilhados e ofendidos" que nada têm de seu e que tanto precisam de alguém que lhes dê existência.

Como todos os desvalidos do mundo, a personagem pode inicialmente causar em nós uma certa repulsa. Mas depois... aos poucos, vamos nos entregando a Macabéa, sofrendo com ela o peso de sua condição, torcendo até o último minuto pela sua sorte. A cada página, nos compadecemos mais e mais dessa nordestina órfã de pai e de mãe, quase sem corpo, que só se alimentava de cachorro-quente e Coca-Cola.

Eu, em dado momento da vida, adotei simbolicamente Macabéa. Adotei a personagem, o livro e Clarice. Porque Clarice, o livro e Macabéa estavam indo para a roda dos enjeitados. Uma sobrinha, ao fazer uma faxina, logo após passar no vestibular, se desfez de vários materiais, incluindo entre eles as apostilas de cursinho e os livros de leitura obrigatória. Lá estava *A hora da estrela* em agonizante estado de abandono.

Peguei o livro da pilha, acariciei a capa, encostei ao peito. "Não, este livro não, como você tem coragem de se desfazer deste livro?" e a esta fala emendei um desproporcional sermão sobre a grandeza e a importância da obra. A sobrinha adolescente me olhava sem entender o apego ao livrinho sem graça, aparentemente tão sem importância em sua espessura raquítica como a de sua protagonista.

Naquele dia levei o livro para casa, juntei ao seu outro igual na estante e senti por um momento a alegria de fazer algo concreto por Macabéa. Estupidamente eu achava que guardar o livro na estante era um modo de dar a ele, à personagem e à autora uma existência mais longa. Não me ocorreu que um livro só existe quando é lido, pelo maior número de leitores possível, até gastar-se, como nós nos gastamos conforme vivemos.

De modo que depois, mais lúcida, doei *A hora da estrela* a outro sobrinho na esperança de que ele o lesse por vontade própria. Reconciliar Clarice com seus leitores potenciais é um desafio imenso e contínuo ao qual tenho me dedicado com uma quase fé. Porque há muita interdição em torno dela. Quantas vezes não ouvimos dizer: "Mas ela é tão difícil". Ou: "Os livros são tão incompreensíveis". Por onde quer que eu ande, parece-me que tenho uma espécie de missão de defendê-la.

Minha filha Manuela, quando começou a adquirir uma certa desenvoltura nas leituras, leu os livros infantis da Clarice. Disse, logo cedo, um grande sim a ela. Até que um dia, na biblioteca da escola (uma escola de classe média alta de São Paulo), pediu para a bibliotecária um dos livros da Clarice para reler. A mulher fez uma cara estranha (me contou minha filha) e disse: "Clarice Lispector? Mas ela é muito chata, Manuela". Minha filha rebateu de imediato: "Eu não acho! E a minha mãe ia ficar muito muito brava se ouvisse isso, porque a minha mãe adora a Clarice Lispector", disse convicta uma clariceana recém-nascida.

Como se pode perceber, "sou muito ocupada", "porque tomo conta do mundo", mas é que "nasci incumbida". No caso, de tomar conta do mundo da Clarice. Entre outras coisas, tento explicar toscamente o que sinto a cada vez que leio *A hora da estrela*. Procuro mostrar que é impossível não amar Macabéa no seu desejo de beleza, seu êxtase diante de um arco-íris, de uma música erudita, de uma palavra cujo significado ela desconhece.

Certa vez, assistindo a adaptação de *A hora da estrela* para o cinema, sob o extraordinário olhar de Susana Amaral, meu filho Gabriel, então com seis ou sete anos, olhou para a atriz Marcela Cartaxo, que interpreta Macabéa e disse: "Mãe, ela não se parece com a Monalisa?". E o incrível foi olhar mais detidamente para o rosto da atriz/personagem e encontrar naquele rosto algo da mesma beleza enigmática que encontramos em Monalisa. Mais incrível ainda foi ler, anos depois, uma frase de Clarice que diz: "todos os retratos são retratos de Monalisa".

Feliz, constatei ter conseguido, pelo menos em casa, dar a ver a beleza de Macabéa a alguém. Ou, pelo menos, ajudar alguém a lhe dar um segundo olhar. Pois a compaixão exige um segundo olhar. Quem olha só de relance, sem pousar os olhos, não se compadece. A dor do outro lhe escapa.

Experimente sondar o movimento dos seus olhos quando estiver parado em um farol ao se aproximar alguém estranho, feio, doente. O olhar desvia-se automaticamente. Porque se você olhar será obrigado a ver e ao ver já não poderá negar a existência... Daí talvez o eterno chavão de que o que os olhos não veem o coração não sente.

Acontece que Clarice, clarividente, nos obriga a ver. Nos empresta olhos e coração. Clarice é capaz de nos fazer sentir compaixão até por uma desesperada galinha que vai morrer no domingo. Por isso Clarice nos humaniza, no sentido amplo da palavra. E, com sorte, compreendemos, como ela tão bem compreendeu e afirmou em *A hora da estrela*, que podemos de vez em quando nos transformar no sol necessário para aquecer o mundo.

COMO SEGUIR A SI MESMO

Eu antes tinha querido ser os outros, para conhecer o que não era eu. Entendi então que eu já tinha sido os outros e isso era fácil. Minha experiência maior seria ser o outro dos outros. E o outro dos outros era eu.

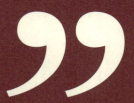

Para não esquecer

A LITERATURA DE UM MODO GERAL, E A DE CLARICE EM particular, nos permite viver a magia de sair de nós mesmos, de ser o outro e sentir o que o outro sente. Às vezes, este estar no lugar do outro pode ser apenas uma experiência de prazer, aventura e entretenimento, algo que nos ajuda a passar o tempo e a nos distrair de nossa vidinha tantas vezes tediosa. Mas, em muitos casos, ser o outro, viver na pele do outro, pode significar algo maior e mais profundo como descobrir quem verdadeiramente a gente é.

"Ser livre era seguir-se, afinal", concluiu Clarice em dado momento. No entanto, a maioria de nós está preso a amarras invisíveis, vivendo no compasso do bloco dos iguais. Agimos, nos comportamos e até desejamos conforme ditam a moda, a propaganda, o momento. Não conseguimos ser quem somos, porque é muito mais fácil imitar alguém do que ser você mesmo. A autenticidade amedronta, talvez pelo fato de que a gente nunca sabe se, sendo autênticos, ainda assim seremos amados. De tal forma que vamos vivendo com caras, bocas, ideias, sentimentos e certezas emprestadas.

Clarice soube como ninguém ser o outro e ser ela mesma. Sentir o que sentia o outro e entregar-se sem restrições ao que ela própria sentia. A singularidade de Clarice e de sua literatura está em grande parte na coragem que ela teve de se deixar levar por suas sensações e escrever sobre elas. Ir até onde nós, simples mortais, não ousamos ir, tirando de si e das coisas as camadas superficiais ali depositadas, até chegar ao que verdadeiramente é.

Por isso a literatura de Clarice causa às vezes um certo desconforto. Por isso suas perguntas nos tiram o chão: "Você de vez em quando não se espanta de ser você?", questiona desafiadora. Mas se os seus questionamentos nos tiram do cego conforto em que vivemos, nos oferecem em contrapartida pedaços de infinito e vislumbres de eternidade. Aquilo que alguns chamam de "epifania". Momentos de puro encontro de nós com nós mesmos. Instantes em que, sob a máscara da artificialidade já quase aderida ao rosto, vemos surgir uma centelha de "eu". Uma breve luminescência do que idealmente poderíamos ser.

Outras vezes, ao estar em contato com os personagens de Clarice, no convívio íntimo com eles, vamos aos poucos redesenhando no nosso rosto traços desfigurados pelo tempo. Não raro, surgem aspectos do alguém que já fomos um dia e de quem nos distanciamos sem perceber. Reencontros necessários e bons, que fazem a história de nossas vidas ganhar sentido e beleza.

Não foram poucas as vezes que eu me redescobri a própria Macabéa. A datilógrafa solitária em seu quarto de pensão, imaginando o que era a vida pelo que lhe contavam no radinho de pilha. E que ternura passei a sentir por mim e pelos dias difíceis que me fizeram ser quem hoje eu sou. Ternura por mim, sim. Pelo mim que eu era naquilo em que me parecia com ela. E tive muita saudade daquilo que fui! Como quem visita a casa da infância e se surpreende com as dimensões apequenadas do que antes parecia imensurável e sente uma emoção velha e boa. Eu era Macabéa e ela era eu.

Nesse espelhamento inesperado, fui descobrindo aos poucos que assim como a personagem de Clarice, durante boa parte da minha vida, eu "não sabia que era infeliz" e isso era bom. Pois só a ignorância da infelicidade me permitiu como ela "carregar em costas de formiga um grão de açúcar" e dele me valer nos trechos mais amargos da travessia.

Entre todos os outros que a literatura me permitiu ser ao longo da minha vida, foi em Macabéa que encontrei o melhor de mim. Na sua grande fome de vida, jamais saciada. Nos seus desejos, nunca plenamente articulados. Na sua precária capacidade de interpretar o mundo hostil que a rodeava. E, sobretudo, na sua insuficiência absoluta para se opor à força tantas vezes devastadora do seu destino.

É por isso que afirmo com tanta convicção que ler Clarice Lispector pode mudar sua vida. Porque Clarice abre nossas feridas sim, mas depois de estar em carne viva, ganhamos uma paz desconhecida, às vezes nunca experimentada, de quem se reencontrou consigo mesma e pode assim caminhar com um pouco mais de segurança pela vida, sendo protagonista de sua própria história e dizendo em alto e bom som: "eu sou eu".

COMO APROVEITAR O INSTANTE

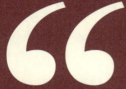

só às vezes piso com os dois pés na terra do presente: em geral um pé resvala para o passado, outro pé resvala para o futuro. E fico sem nada.

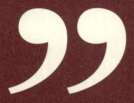

Um sopro de vida

UM DOS MAIORES DESAFIOS DE EXISTIR É COMPREENDER A perda de tempo (e de vida) de prender-se ao antes e ao depois. Entender, enquanto é tempo, que "O futuro é um passado que ainda não se realizou" e a nós só nos resta ser o que for no presente, onde realmente podemos existir.

A vida acontece é nos pequenos instantes do agora, estes que às vezes nos fogem aos sentidos: o suspiro que escapa, a lágrima que rola, o grito que se abafa, o coração que se sobressalta.

Em tudo que leva pouco mais de alguns segundos e dura para sempre, está a vida, pulsante e indomável, nos atropelando, enquanto nós, que aqui estamos, vamos desprezando grande parte daquilo que realmente conta, sem perceber o que tão bem nos lembra a personagem Angela do romance *Um sopro de vida*: "cada minuto que vem é um milagre que não se repete".

Com as personagens de Clarice aprendi a viver em permanente estado de vigília e prontidão. E estar pronto é tudo. Pois a vida exige escuta e atenção. Da poeira que se deposita sobre os móveis ao tic-tac do relógio. Do movimento das ondas do mar à folha que cai. A vida é uma gota de orvalho pendurada na ponta de um galho, prestes a desabar.

Aproveitar o instante, eis a questão a que Clarice nos convoca a todo momento, antes que a gota caia: "Quero viver muitos minutos num só minuto", ela nos diz, em puro estado de presente.

"O cotidiano mata a transcendência", alerta Clarice. Ocupados em atualizar de minuto em minuto as páginas virtuais de nossas vidas, vamos deixando de lado nossos velhos pais, negligenciando os amigos íntimos, nos distanciando dos filhos - cada um segregado no seu próprio mundo virtual. Juntos, mas de portas e corações fechados.

Quantas vezes nos pegamos dizendo: onde é mesmo que eu estava quando isso aconteceu? Quando foi que você cresceu que eu não percebi? Quando você disse isso que eu não ouvi? Quando foi a última vez que...? E cada um complete com o que ficou faltando, na frase, e na vida, por pura distração do que se passava naquele exato momento e se perdeu na poeira do tempo.

Há tempos tenho usado a expressão "fico à espera". Com o tempo e com Clarice aprendi a esperar. Não o esperar em vão, sentada, parada e quieta, que desespera, mas esperar o tempo das coisas, aproveitando no por enquanto a largura que é o instante, "o que vai acontecer agora agora agora".

Com Clarice desenvolvi alguma capacidade de estar no presente contínuo, a conjugar os verbos no gerúndio: esperando, amando, querendo, lembrando, acreditando, vivendo. Porque entendi uma lição simples: "sempre e eternamente é o dia de hoje e o dia de amanhã será um hoje".

Assim, enquanto a vida passa eu também passo por ela e no atrito bom entre hora e corpo, vivo de forma intensa tudo que me é dado experimentar, seja alegria ou dor.

De vez em quando, gosto sim de olhar pra trás. Mas só de relance. Como quando caminhamos na praia e olhamos o passo dado antes que a próxima onda o apague. É bem verdade também que dentro de mim pulsa uma sensação de urgência pelo amanhã. E eu sei que isso é um paradoxo. Mas vivo com gosto, no meio-tempo da vida, no meio-fio das horas, enquanto espero o que há de vir.

Deve ser por isso que quase sempre perco a hora e o dia, ou me perco nas horas e nos dias, porque fico ali colada ao agora enquanto é, como uma criança que se distrai no trajeto para a escola, espantada com um caminho de formiga. Meus amigos sabem que nunca sei que dia é ou que horas são. Talvez justamente porque enquanto se movem os ponteiros e o sol dá uma volta em torno da Terra (ou seria o contrário?), me ocupo de viver enquanto espero.

Claro que eu sei que a vida é muitas vezes um semáforo desregulado. Sim. Porque esperar é verde. Desesperar é vermelho. E amarelo é a vontade de ir quando se tem que ficar. E há o enigma: quando a gente não espera, a vida acontece. Ao contrário, se ficamos esperando, retardamos a chegada do que está por vir.

Basta prestar atenção. Quando se quer muito algo e fica-se na expectativa, o tempo distende-se. No entanto, se quero e me distraio de querer, o tempo voa e logo a coisa ali está. O semáforo demorado que abre subitamente quando se olha para o lado e então passamos de um instante a outro da condição de quem espera para a condição de quem já está atrasado.

Aprendi também que se desesperar é sempre a forma mais eficiente de não ter. Quando nos desesperamos por algo, perdemos parte importante do processo de conseguir, de alcançar. Pois enquanto estamos conquistando, o que quer que seja, um amor, um prazer, uma pessoa, um entendimento, já estamos tendo aquilo que buscamos. Se, ao contrário, nos desesperarmos para chegar logo ao objetivo final, perdemos o que fatalmente teríamos desfrutado ao longo da caminhada.

Mas não basta saber esperar. É preciso não esquecer que o que chega – seja lá o que for – é pássaro tremulante apanhado na mão, peixe fugidio que cintila em água turva. Porque há ainda isso. Depois de esperar, o que se esperava passa num bater de asas de borboleta: "o instante que vinha... que vinha... e de súbito se precipitava em presente e de repente se dissolvia...".

Para aproveitar o instante em plenitude é preciso cultivar o vazio e ter a "paciência da aranha formando a teia", dedicando-se a este trabalho de construção com a consciência de que a teia pode se romper ao menor abalo. Ler Clarice é como prender um post-it na alma, um modo de não esquecer que: a vida é um sopro.

COMO TRANSCENDER A REALIDADE

> Não quero ter a terrível limitação de quem vive apenas do que é passível de fazer sentido. Eu não: quero é uma verdade inventada.

Água viva

O SENTIDO UTILITÁRIO DA EXPERIÊNCIA HUMANA NOS aprisiona e limita. Em tudo queremos encontrar um "para quê". Estudar para ter uma carreira. Ter uma carreira para ter emprego. Ter emprego para ter dinheiro. Ter dinheiro para... Sem perceber, somos desde cedo enredados numa lógica instrumentalista, que destrói em nós aquilo que poderíamos ser, se fôssemos verdadeiramente livres.

Clarice contraria a lógica dominante, usando do seu poder de manejar a linguagem, para nos mostrar outras possibilidades de existir, sem quê, nem para quê. Seu poder quase encantatório de lidar com as palavras nos permite transcender a realidade ordinária da vida e encontrar outros significados menos imediatos, nunca antes suspeitados, viver em "estado de graça".

Cazuza, um dos maiores poetas da música popular brasileira, leu o livro *Água viva* mais de cem vezes. Nem uma, nem duas, nem dez. Mais de cem vezes. A um apressado pode logo ocorrer a pergunta: "mas para quê?"

Numa rara gravação, hoje disponível na internet, ouvimos Cazuza dizer em alto e bom som: "A pessoa que eu mais amo nesta vida se chama Clarice Lispector". Eis uma pista. Amor absoluto. Sem peso nem medida.

Se Cazuza leu *Água viva* de forma tão obsessiva e apaixonada, talvez não exista um "para quê". Talvez tenha sido simplesmente por querer sentir mais de cem vezes o reencontro e o encanto com aquilo que não tem necessariamente um sentido. Aquilo que apenas se sente: "Eu sou antes, eu sou quase, eu sou nunca", diz Clarice no início do livro. Não há nesta belíssima frase um sentido explícito. A frase simplesmente é, eis o ponto que da mesma forma que seduz também inquieta o leitor.

Assim como se pode vislumbrar cem vezes um pôr do sol de um mesmo ângulo e cada vez enxergar um diferente tom, pode-se ler um livro de Clarice, qualquer deles, cem vezes, e ainda assim se surpreender a cada leitura, como se sempre fosse a primeira vez, sem a necessidade de procurar um sentido, assim como ninguém procura um sentido em um pôr do sol, porque pôr do sol não tem "para quê".

Água viva é talvez um dos mais difíceis livros de Clarice do ponto de vista de quem precisa de um "para quê" prévio. Um livro sem história, sem enredo, sem uma sequência lógica de causa e efeito. Um livro que apenas é. Uma voz narrativa livre. Livro palavra depois de palavra. Livro em forma de vida livre, que queima a pele do pensamento. Água Viva.

A quem estiver disposto a se entregar à leitura, será permitido entrar na pele de uma mulher sem nome, que fala a um outro alguém imaginado, mergulha em suas sensações quase ininterruptamente e nos leva a atravessar com ela o fundo do seu oceano psíquico. Isto é, a correr o risco de quem pula no abismo sem rede de proteção:

"Mas para quê?", pode alguém ainda insistir. "O que o leitor ganha nesta leitura tão exigente?". O ganho está justamente na chance de viver instantes de puro existir. A oportunidade de se desvencilhar de todas as amarras do racional e voltar à condição de animal livre recém-criado.

Há, neste extenso poema em prosa que é *Água viva*, um efeito terapêutico. Um bálsamo para quem sofre de estafa da realidade. Compressa fervente para quem vive anestesiado pelo corre-corre da vida. Analgésico para aqueles que sentem profundamente a dor de existir. A cada um e a todos, Clarice oferece um alento.

Depois de experimentar Clarice, é impossível não ficar com uma parte dela em nós. É realmente como viver um grande e perturbador amor, daqueles que a gente nunca esquece, por mais que o tempo passe e por mais que outros amores aconteçam em nós.

É impossível não se comover, leitura após leitura, ano após ano, com o final de *Água viva*, um dos mais belos já escritos em todos os tempos:

"E eis que depois de uma tarde de 'quem sou eu?' e de acordar à uma hora da madrugada ainda em desespero – eis que às três horas da madrugada acordei e me encontrei. Fui ao encontro de mim. Calma, alegre, plenitude sem fulminação. Simplesmente eu sou eu. E você é você. É vasto, vai durar."

A questão é que a "realidade" à qual Clarice nos conduz, a verdade que ela inventa, não é para quê. "É para ser!"

COMO CULTIVAR O DELICADO ESSENCIAL

"

quem não tem pobreza de dinheiro tem pobreza de espírito ou saudade por lhe faltar coisa mais preciosa que
ouro – existe a quem falte o delicado essencial.

"

A hora da estrela

O MUNDO É BRUTAL. O MUNDO DE CLARICE TAMBÉM. MAS em contraponto a ele, Clarice nos ensina não apenas a viver "apesar de" (apesar da brutalidade, apesar da bestialidade, apesar da barbárie). Ela nos ensina a buscar no mesmo mundo brutal e bestial - e nas coisas e nas pessoas - o "delicado essencial". No mesmo livro em que diz "a vida é um soco no estômago", diz também para "não esquecer que por enquanto é tempo de morangos", nos alertando para aproveitar o que é efêmero e saboroso na vida.

Há em Clarice um modo de tocar de leve o mundo. Uma extrema leveza em seu modo de olhar, leveza de pálpebras que se dobram diante de uma emoção nova. Reparem numa foto famosa dela. Clarice com a máquina de escrever sobre o colo. Os dedos tocando de leve as teclas, como se tocassem um piano, os olhos levemente fechados.

Gosto de imaginar, de tentar adivinhar que frase ela estaria escrevendo naquele instante. Talvez algo como: "Um dia uma folha que caíra batera-lhe nos cílios. Achou então Deus de uma grande delicadeza", que é o que nos diz o narrador de *Uma aprendizagem ou o Livro dos prazeres*. Em fragmentos assim, nós vamos apreendendo o mundo pelos olhos de Clarice, conduzidos por suas mãos delicadas e por seus passos alados.

Affonso Romano de Sant'anna, que foi amigo pessoal de Clarice, diz que reconhece "uma leitora de Clarice a quinhentos metros de distância, pois a leitora anda a dois centímetros do chão". É uma bela e reveladora imagem! Um modo de dizer sobre um jeito de estar no mundo não muito colada à realidade. Isso acontece porque ler Clarice subtrai de nós o peso de existir. Enquanto a lemos, é como se habitássemos um planeta onde a lei da gravidade está como que levemente alterada.

Sempre que leio essa frase de Afonso, me lembro de outra, dela, Clarice, no conto "Felicidade clandestina". Ela narra o andar da personagem pelas ruas do Recife, uma menina, apaixonada por livros, presa da crueldade de uma outra cujo pai era nada menos que dono de livraria. "(...) andei pulando pelas ruas como sempre e não caí nenhuma vez", diz ela, nos fazendo imaginar a menina loura e esguia, andando, por um instante, a dois centímetros do chão, como um pássaro ensaiando seus primeiros voos.

Epifania, transcendência, bruxaria, seja lá o nome que quisermos dar, o fato é que a experiência da leitura de Clarice, quando feita com entrega e devoção, transforma as estruturas do que somos, aguça a intuição, altera a percepção das camadas que existem [no mundo, nas pessoas e nas coisas] modifica nosso modo de estar e andar pelo mundo.

Nunca mais olharemos uma rosa de quintal como uma rosa de quintal depois de ler "Cem anos de perdão". Nunca mais desprezaremos serpentinas, confetes e fantasias feitas de papel crepom depois de ler "Restos do carnaval".

Mas não se enganem. A delicadeza em Clarice é também lâmina cortante. Virar uma página de Clarice sem cuidado pode provocar cortes profundos como quando descobrimos espantados que, ao tocar de forma displicente uma folha de papel branquíssimo, pode brotar, da ponta do nosso dedo, um filete de sangue escarlate.

COMO APRENDER A AMAR

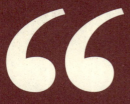

Esperarei nem que sejam anos que você também tenha corpo-alma para amar.

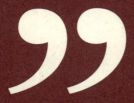

Uma aprendizagem ou o Livro dos prazeres

AMAR, EIS UNS DOS VERBOS MAIS DIFÍCEIS DE CONJUGAR. POIS em geral confundimos amor com desejo, amor com necessidade, amor com segurança, amor com egoísmo, amor com medo.

Existe amor em Clarice. Mas na gramática clariceana, assim como a felicidade fácil não aparece, muito pouco ou quase nada encontraremos de amor romântico açucarado. O amor em Clarice é sempre algo mais latente e complexo. Um amor quase sempre conseguido a duras penas.

No livro *Água viva*, a personagem diz: "Sou inquieta e áspera e desesperançada. Embora amor dentro de mim eu tenha. Só que não sei usar amor", admitindo para si mesma a sua falta de desenvoltura e sua necessidade de aprender a amar, de se iniciar na arte dos amores difíceis, conduzida pela mão de alguém mais apto, exatamente como Clarice parece querer nos conduzir.

Quando desisti de estudar Clarice na universidade, tive que escolher outro autor, como acontece com quem abandona o amor verdadeiro contra sua própria vontade e precisa aprender a amar uma outra pessoa que a vida coloca no seu caminho.

Na impossibilidade de estudar Clarice Lispector, estudei João Antônio. Um grande, mas pouco conhecido escritor brasileiro, que já foi chamado de "poeta dos escombros", por ter retratado como ninguém as dores das camadas pobres da sociedade brasileira.

Durante parte da pesquisa realizada no acervo do autor, que está na Universidade Estadual Paulista (UNESP), na cidade de Assis, interior de São Paulo, encontrei entre os livros que pertenceram a João Antônio um livro de Clarice, autografado. Nele estava escrito: "João Antônio, este livro é para aprender a amar. Você já sabe. Da sua, Clarice".

Foi um momento de forte emoção encontrar aquelas palavras de Clarice para João. Um espanto ver ali unidos dois autores que me ensinaram tanto da vida. João Antônio me mostrando o que é viver ao rés do chão, e Clarice me mostrando a que alturas é possível chegar.

O fato é que, desde a descoberta do livro autografado, o romance, *Uma aprendizagem ou o Livro dos prazeres*, ganhou um significado muito maior para mim, em especial pela fala cristalina de Clarice ao classificá-lo como um livro "para aprender a amar".

Clarice, sem meias palavras, explicitava ali a "intenção didática", digamos assim, que havia por trás das suas palavras. E eu, como boa aluna que sempre fui, me coloquei na postura de quem desejava ardentemente ler para aprender.

Mas a verdade é que uma parte de mim não queria amar. Acreditei, desde muito cedo, que entre amar e ser amada, a melhor escolha era ser amada. Havia uma intuição muito fina de que amar era sinônimo de sofrer. Então, o mais inteligente, me parecia, era não amar. Como Lóri, a personagem do livro, talvez eu achasse até então que "eu te amo" fosse "uma farpa que não se podia tirar com um pinça", que amar fosse "a farpa na parte coração dos pés". Amar, uma dor. Então preferi não.

, até que amei:

No livro *Uma aprendizagem*, Ulisses ensina a Lóri a amar, dizendo, entre outras coisas: "Eu já poderia ter você com meu corpo e minha alma. Esperarei nem que sejam anos que você também tenha corpo-alma para amar".

Eu, de minha parte, não sei se me faltava corpo ou alma para amar. Talvez tudo já estivesse ali, pronto, à espera. Do quê? "O amor já está, está sempre. Falta apenas o golpe da graça – que se chama paixão". É o que diz Clarice (ou a personagem G.H.), já dona de algum entendimento, já de "alma formada".

Talvez o amor já estivesse ali, faltava eu.

Mais tarde, em algum lugar, escrevi que o amor é quase sempre um erro de interpretação. E foi um espanto, quando, mais tarde ainda, li outra frase reveladora de Clarice: "Porque eu fazia do amor um cálculo matemático errado: pensava que, somando as compreensões, eu amava. Não sabia que, somando as incompreensões, é que se ama verdadeiramente".

Assim como passei a amar Clarice quando deixei de lado a pretensão de entendê-la, acho que só pude amar quando desisti de entender racionalmente o amor, quando abandonei os cálculos e aceitei o mistério e o risco.

Sim, porque amar é um risco. Em pleno dia, também se ama. E o amor pode sim estar ali na esquina, à espreita, à espera. Como saber? Acreditando que "é só quando esquecemos todos os nossos conhecimentos é que começamos a saber" e que "por uma palavra lida, de repente tudo se esclarece".

COMO SUPERAR O MEDO

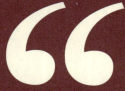

Não tenho medo nem de chuvas tempestivas nem de grandes ventanias soltas, pois eu também sou o escuro da noite.

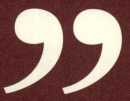

A hora da estrela

ENTRE AS MUITAS HISTÓRIAS ENIGMÁTICAS SOBRE CLARICE que circulam entre seus admiradores, há uma, em especial, que sempre me impressionou. Foi contada pelo próprio José Castello, durante um encontro em São Paulo. Ele, muito jovem, escritor iniciante, havia mandado um conto para Clarice pelo correio. Passado bastante tempo, ela ligou para ele e disse simplesmente: José, você é um homem muito medroso. E com medo, ninguém escreve. Disse isso e desligou o telefone. Sem acrescentar uma palavra. Tempos depois, os dois voltaram a se encontrar e se tornaram amigos. Mas a "lição" de Clarice ele nunca esqueceu.

Eu também tenho medo, é claro. Medos, no plural, seria melhor dizer. Escrever, por exemplo. É perigoso! Dá medo. E a ideia de escrever sobre Clarice parecia-me ainda mais assustadora. Como se escreve sobre alguém com uma aura mítica sem se sentir previamente criticada, julgada e condenada? Então, várias vezes precisei me apegar a essa fala dela, como se fosse dita para mim: Simone, com medo, ninguém escreve.

Mas nessa fala de encorajamento (a ele, a mim, a nós), Clarice atribuiu um sentido ainda mais vigoroso a algo que de certa forma eu já praticava, um mecanismo intuitivo de proteção psíquica aprendido e incorporado a duras penas. Fui obrigada a compreender desde cedo que sem coragem a gente não atravessa nem a rua. Imagine viver assim, perigosamente, como eu vivo, sempre dando um passo maior do que a perna? Justo eu que nem pernas teria pra andar.

Não, não é força de expressão. Conta a mãe que, ao nascer de um parto a fórceps, eu estava sentada, com as pernas encostadas ao tronco e os braços em torno delas. Nasci como que abraçada a mim mesma, digamos assim, e, ao sair da barriga, minhas pernas não esticavam. Os médicos diziam que eu não andaria. Mas a mãe era uma mulher de fé e me entregou nos braços de Nossa Senhora Aparecida, pedindo que me curasse. Fez uma promessa.

Num dia que a memória da mãe não sabe mais precisar, do nada, estendi as perninhas, enquanto ela me dava banho numa bacia de alumínio. Os médicos do Hospital Santa Marcelina, ainda incrédulos, asseguravam que, mesmo assim, minha mãe não alimentasse esperanças. Eu não andaria. No entanto, contrariando todas as previsões, antes de um ano de idade, me coloquei em pé e dei meu primeiro passo.

Na caminhada que começou ali, enfrentei, vida afora, toda sorte de medo. Depois, quando no meio do caminho tinha uma Clarice, o medo se tornou um quase meu aliado. Porque com ela aprendi: quando o medo surge, é quando mais se tem que ir. Pois que o melhor só acontece quando a gente ultrapassa o medo.

Eu sempre achei que morreria jovem (como a Clarice). Este sempre foi o medo maior. Quando aos vinte e poucos anos descobri que meu coração batia um pouco mais lento que o da maioria das pessoas, minha morte parecia certa. Mas até hoje, "se não me falha a memória", não morri. E para enfrentar o medo de morrer, cedo ou tarde, tratei de viver, viver tudo, todo dia, quase sem deixar nada pra amanhã. Porque amanhã pode não existir. Sim, este medo persistiu e me ajuda muito a viver.

Às vezes tenho medo do futuro... Um pouco aprendi no livro *A hora da estrela*. O que Macabéa queria dizer na sua última frase? "Quanto ao futuro.", dita antes do fim, enquanto pensava em tudo que lhe tinha previsto a cartomante? De vez em quando, sinto um pouco de pânico quando olho e não vejo o futuro. Quando o amanhã é o ponto cego. Quando ao olhar a curva a gente não tem certeza se vem ou não algo em nossa direção. O que tem no depois? Quando não sei, nem suspeito, fico com medo de não saber. E penso: será que não sei porque não existe?

Mas logo percebo que, se não sei o que vem depois, é quase sempre porque o que estou vivendo ou prestes a viver no instante seguinte é imenso. E eu preciso ultrapassar primeiro essa imensidão, para só então saber o que vem no depois mais longe. Entendi que "É necessário certo grau de cegueira para poder enxergar determinadas coisas". De tal forma que hoje em dia já não preciso ver para crer. E quero acreditar como ela que "até a morte-sem-medo, de qualquer luta ou descanso me levantarei forte e bela como um cavalo novo".

COMO CHEGAR A DEUS

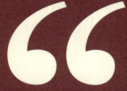

Se só sabemos muito pouco de Deus, é porque precisamos pouco: só temos Dele o que fatalmente nos basta.

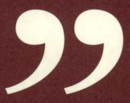

A paixão segundo G.H.

DEUS TALVEZ POSSA SER CONSIDERADO O PERSONAGEM principal da obra de Clarice. Não o meu Deus, o seu Deus, o da religião X ou Y. Existe o Deus que é só de Clarice. A quem ela chama, clama, invoca, questiona, indaga, ao longo de quase todos os seus livros. De modo que ler Clarice é também fazer um movimento de aproximação com esse Deus.

A presença Dele é tão forte que com a autora escalamos montes improváveis e nos pegamos desejando, tanto quanto ela desejou, alcançar o contato supremo, chegar à verdade última que é Deus, entrar em estado de comunhão com Ele. "Deus é de quem conseguir pegá-lo. Na distração aparece Deus", Clarice nos alerta.

Benjamim Moser, o mais jovem biógrafo de Clarice, afirma que ela "escreveu a maior autobiografia espiritual do século XX". Se é verdade o que ela dizia, que: "... só temos de Deus o que cabe em nós", o adjetivo "maior", utilizado por Moser, dá a dimensão exata da estatura de Clarice na sua busca espiritual.

A quem não tiver altura para chegar a Deus por si próprio, Clarice servirá de apoio, nas mais belas palavras: "Quanto mais precisarmos, mais Deus existe. Quanto mais pudermos, mais Deus teremos". E nós, com ela, vamos aprendendo ou reaprendendo o tamanho e a dimensão de Deus, enxergando sua presença nos lugares mais imprevisíveis, um Deus que está presente justamente quando mais nos falta.

Durante boa parte da minha vida, caminhei com Deus ao meu lado. Ele estava comigo nos momentos mais desesperadores, amparando-me em todos os abismos a que eu fui arremessada na infância. À medida que eu cresci e a vida material melhorou, fui me afastando de Deus. Quanto mais eu estudava, menos entendia Deus. A mim parecia cada vez mais que Deus era apenas uma construção cultural. Deus, uma ficção.

Ironicamente, foi em grande parte através da ficção de Clarice que fui aos poucos me reconciliando com Deus. Ela me ajudou a reencontrar-me com Ele por sua própria história de vida e pela "história de vida" de seus personagens. Eu vi Deus na vida de Clarice justamente pela ausência Dele. No romance *Um sopro de vida*, Clarice cita Santa Catarina de Gênova para afirmar: "Quando Deus quer penetrar uma alma, abandona-a antes completamente".

Se assim for, talvez se justifique a linda conclusão de Benjamim Moser: "Deus teve de abandonar Clarice Lispector para que ela começasse sua própria obra de criação".

Por isso quem estiver disposto a acompanhar a criação de Clarice certamente vai se deparar com Deus no meio do caminho. Ela invoca Deus inúmeras vezes, sobretudo por meio de preces, fragmentos de orações que encontramos aqui e acolá na sua obra: "alivia minha alma [...] faze com que eu sinta uma alegria modesta e diária [...] abençoa-me para que eu viva com alegria o pão que como, o sono que durmo, faze com que eu tenha caridade e paciência comigo mesma, amém".

Mas que não se espere facilidade na jornada. Nesta escalada, pois o percurso em direção a Deus é quase sempre uma montanha pedregosa, podemos ser abatidos pelo desânimo e pelo profundo cansaço: ler alguns livros de Clarice não é fácil, é preciso reconhecer.

Em um dos mais exigentes (*A paixão segundo G.H.*), ela adverte logo na primeira página: "Este livro é como um livro qualquer. Mas eu ficaria contente se fosse lido apenas por pessoas de alma já formada. Aquelas que sabem que a aproximação do que quer que seja, se faz gradualmente e penosamente – atravessando inclusive o oposto daquilo que se vai aproximar".

Assim é que, de mãos dadas com a personagem G.H., atravessaremos momentos infernais, até chegarmos a um certo lugar. Trata-se de um livro que exige coragem. Um livro que pode de fato assustar aqueles de alma ainda em formação. "É que um mundo todo vivo tem a força de um Inferno", esclarece Clarice logo no início. Talvez por isso, por seu teor em certa medida aterrorizante, *A paixão segundo G.H.* não seja exigido nas listas de vestibulares.

Eu li *A paixão segundo G.H.* já de alma feita. Muitos anos depois de ter lido *A hora da estrela*. E, sim, fiquei completamente arrebatada. Alcancei de imediato a grandeza da personagem G.H., a mulher de vida relativamente banal, que desce ao inferno quando resolve fazer uma faxina no quarto da empregada.

Corajosamente atendi ao chamado de G.H., que me disse: "Se tu puderes saber através de mim... então aprende de mim, que tive que ficar toda exposta". Com ela atravessei os vales mais sombrios para no final poder emergir da escuridão e poder concluir: "e dizer que Deus sempre esteve! quem esteve pouco fui eu..."

COMO ACEITAR A MORTE

"

não saberei passar para a morte e pôr o primeiro pé na primeira ausência de mim

"

A paixão segundo G.H.

O MELHOR JEITO DE ACEITAR A MORTE É NÃO ACEITÁ-LA é cobrir de uma memória muito viva tudo o que a morte quer apagar, queimar ou enterrar. Eu não aceito, em hipótese nenhuma. E suspeito que Clarice também não aceitava. Em seus instantes finais, Clarice teria tido uma reação fortíssima no hospital (aquilo que alguns chamam de "a melhora da morte"?), teria gritado para uma enfermeira: "Você matou minha personagem".

Eu nunca aceitei as pás de terra jogadas sobre o corpo de Clarice envolto em panos brancos. Eu não aceitei a imobilidade de alguém que podia mover um mundo encadeando palavras. Quanto a mim, também não aceito. Como Macabéa disse em *A hora da estrela*: "Eu vou ter tanta saudade de mim quando morrer".

Mas ela, Clarice, perto fim do mesmo livro, ironiza o nosso medo: "Não vos assusteis, morrer é um instante, passa logo". Num duplo espelhamento ela diz, de maneira genial, que sabe porque aprendeu com a moça (Macabéa).

A literatura então, além de ajudar a viver, pode ajudar a morrer?

Esta lição, sinto muito desapontá-los, não quero aprender e menos ainda ensinar. Até hoje, quando vou ao Rio e caminho pelas ruas do Leme, bairro onde ela morou por muitos anos, imagino Clarice viva, acordando antes de o sol nascer, sentada à mesa da cozinha, fumando e escrevendo. Ou numa modorrenta e calorosa tarde carioca, be-

bendo Coca-Cola e comendo bolo de chocolate, enquanto pensa: "cada dia é um dia roubado da morte".

Prefiro, e vou preferir sempre, imaginar Clarice vivíssima, batendo asas entre nós, como a andorinha do conto "Onde Estivestes de Noite?", de Lygia.

A autora, amiga, Lygia Fagundes Telles, está em Marília para um encontro literário. Acorda em sobressalto e susto com umas asas a ruflar perto dela. Assustada, pergunta num quase grito: "Quem é?" A andorinha está pendurada no lustre (*O lustre* é um dos romances de Clarice). A andorinha *não consegue se segurar,* "as patinhas escorregavam no vidro leitoso", conta Lygia. Até que, como se atendendo a seu pedido, desce, pousa na madeira da cama, e fica ali a olhá-la e a "conversar" com ela, até reencontrar a janela e sumir num "voo alto", antes de traçar "alguns hierogrifos no azul do céu". Na manhã seguinte, uma aluna, desolada, vem dizer a Lygia: "A senhora ouviu? Saiu agora mesmo no noticiário do rádio, Clarice Lispector morreu esta noite".

Talvez eu negue com tanta obstinação a morte de Clarice porque ela dizia que se *não estava escrevendo estava morta.* Quando voltava a escrever voltava a viver. E em mim, Clarice continua a escrever. Suas palavras, frases, conselhos, crônicas, contos e romances continuam a atribuir sentido ao meu mundo, e o que é mais extraordinário, sem matar as entrelinhas, que se alargam a cada leitura, como a praia do Leme em tarde de maré baixa.

COMO
MATAR
BARATAS

"

Perdoa eu te dar isto, mão que seguro, mas é que não quero isto para mim! toma essa barata, não quero o que vi.

"

A paixão segundo G.H.

É SIMPLES. BASTA MISTURAR, EM PARTES IGUAIS, AÇÚCAR, farinha e gesso. Colocar à noite no local onde as baratas circulam. Atraídas pela mistura, vão comer o pó branco. No dia seguinte "o gesso esturricará o dentro delas". E virarão estátuas. Morte certa e dura. Mas é só isso?

Claro que não.

É mais ou menos essa a receita que Clarice nos ensina. Mas a sabedoria não está nos ingredientes e sim na percepção profética de que temos que aprender a matar aquilo que mais nos aterroriza, dentro e fora de nós. Mas espera. Se matarmos todo "o mal" que existe em nós, seremos a partir de então seres perfeitos e puros? Libélulas em vez de baratas?

Claro que não!

Como a própria Clarice aconselha sua irmã em uma de suas cartas: "Até cortar os próprios defeitos pode ser perigoso. Nunca se sabe qual é o defeito que sustenta nosso edifício inteiro". Mas matar baratas é fundamental. Mesmo que renasçam, mesmo que se multipliquem novamente e tenhamos que voltar a enfrentá-las. O que não se pode é viver à mercê delas, com pavor e nojo eternos. *É preciso alcançar a paz de dizer* "esta casa foi dedetizada".

FIM

Clarice Lispector. O nome é em si um estilhaço. Sonoridade pontiaguda que penetra fundo no ouvido-alma da gente. Clarice. Clarice é perfurante. Entranha-se no reino das palavras e diz soberba: Tenho as chaves! Clarice é quase um verbo. Se eu Clarice. Se tu Clarices. Como seria o mundo se todos nós Claricemos? Mas Clarice está em mim de um modo imperfeito. Se eu Clarice era só uma possibilidade remota que não se completou. Então trago Clarice para o presente e ela me atinge qual lâmina afiada e transforma tudo à minha volta em fragmento. Por isso vivo em partes. Recolho aqui e ali um caco para o meu vitral. Clarice, metonímia pura. Perguntei à Clarice como é a vida após a morte. Clarice, escorregadia, me inquiriu: que importa o futuro do pretérito? O instante, só o instante conta. Entenda, enquanto é presente! Esse mesmo, translúcido, que ao pensares nele já te escapa. Agarra-te a ele. Prenda-o em ti. É o que tens por hora, e é muito, creia-me. Pedi uma resposta e Clarice me devolveu perguntas. Será isso? Viver, uma infinita pergunta? Um consulta interminável a um dicionário com sucessivos verbetes remissivos? De onde? Para onde? Por quê? Por quanto tempo? Tempo? Que é o tempo? Se não me perguntam o que seja o tempo, sei. Mas se me perguntam, onde a resposta? Não há respostas, meu Deus, é isso? Deus? Tenho febre de estar viva, e ela me consome, por quê? Será a existência um eterno delírio, por quê? A chuva lavou a cidade e não refrescou meu espírito, por quê? Tenho uma mesa farta e sinto fome, por quê? O espelho não reflete minha alma, por quê? Cada pergunta é um caco de Clarice que penetrou na pele porosa do meu pensamento. As ruas se cobrem de flores amarelas e roxas e isso me inquieta, por quê? A morte é roxa e a vida, amarela, e a cada quarteirão elas se alternam. Sim, seria uma resposta. Mas é belo o roxo alternado com o amarelo. E há um sopro que às vezes mistura tudo numa cor indefinida e vaga. É isso, a vida? Queria ir além, lá, bem perto do coração selvagem da vida. Mas eu, Simone. Se eu Clarice...

"

e com uma palavra podia inventar um caminho de vida.

"

Perto do coração selvagem

www.buzzeditora.com.br/clarice

fontes AMALIA e FAKT